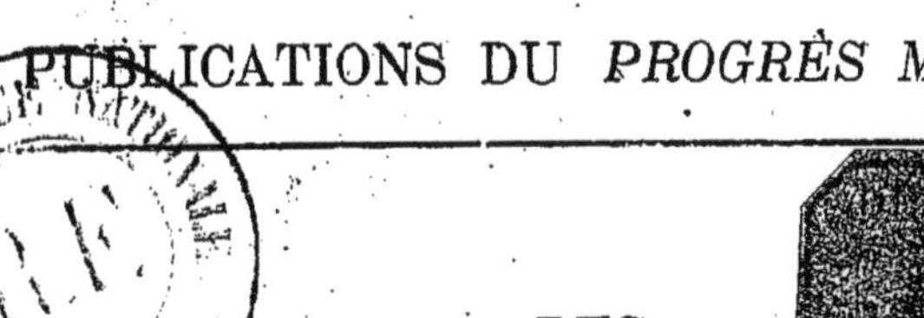
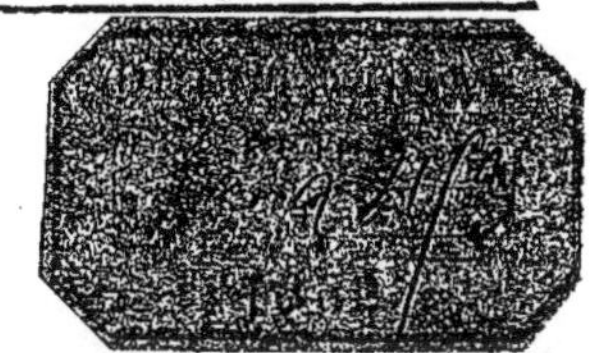

DES

INJECTIONS SOUS-CUTANÉES

D'ÉTHER SULFURIQUE

DE LEUR APPLICATION AU TRAITEMENT DU CHOLÉRA

DANS LA PÉRIODE ALGIDE

PAR

Le Dr L.-E. DUPUY

MÉDECIN DE L'HÔPITAL DE SAINT-DENIS

PARIS

AUX BUREAUX DU
PROGRÈS MÉDICAL
6, rue des Écoles, 6.

A. DELAHAYE & E. LECROSNIER
ÉDITEURS
Place de l'École de Médecine.

1882

DES
INJECTIONS SOUS-CUTANÉES
D'ÉTHER SULFURIQUE

DE LEUR APPLICATION AU TRAITEMENT DU CHOLÉRA
DANS SA PÉRIODE ALGIDE.

Plus est complète l'incertitude de la thérapeutique dans une maladie, et plus sont nombreux, en général, les médicaments prônés pour la guérir. Contre le choléra, on semble avoir épuisé toute la nomenclature pharmaceutique, depuis l'eau fraîche jusqu'aux toxiques les plus violents. Tel remède a presque toujours donné des succès à celui qui l'a préconisé; bien plus, l'enthousiasme de l'inventeur a souvent été si grand que, souvent, il a forcé la dose. C'est ainsi qu'on a vu Peyron, partisan de l'eau fraîche, en faire boire 15 ou même 20 litres en vingt-quatre heures à ses patients, et les Américains, partisans du calomel, en administrer 15 grammes en une seule fois. Il est vrai que, sur 10 malades soumis à ce traitement incroyable, 4 succombèrent à la période de collapsus; les autres coururent de grands dangers et deux furent atteints d'une salivation affreuse (1).

Dans ces conditions, vouloir ajouter une nouvelle mé-

---

(1) Laveran. — *Dictionnaire de Dechambre*, p. 868.

thode à toutes celles qui existent est sans doute témé-
raire; si nous l'osons, c'est que nous sommes convaincu
qu'elle est à la fois plus simple et surtout plus
inoffensive que bien d'autres : *Primum non nocere*.
Peut-être arriverons-nous aussi,dans le cours de ce travail,à démontrer que cette méthode est *rationnelle*. Non
seulement elle répond aux indications symptomatiques
les plus importantes de la période algide, mais,elle s'accorde avec les idées les plus généralement admises aujourd'hui relativement au mode d'action du poison cholérique sur l'organisme.

Après avoir étudié d'une façon générale les effets phy-
siologiques de l'éther sulfurique administré en injection
sous-cutanée à dose excito-stimulante, nous étudierons
ensuite les ressources que l'on peut en tirer au point de
vue spécial du choléra. En raison de la rareté actuelle
des cas de choléra confirmé, nos assertions ne reposent
que sur deux faits cliniques.

Aussi, notre but est-il surtout d'attirer l'attention sur
une méthode peu connue et de provoquer de nouvelles
recherches.

I. Des injections sous-cutanées d'éther sulfurique envisagées d'une façon générale.

A. *Renseignements bibliographiques.* — Eulenburg (2), dans son traité des injections sous-cutanées,
raconte que, chez un vieillard décrépit et plongé dans le
collapsus à la suite d'un érysipèle de la face, il injecta
sous la peau les cinq sixièmes d'un grain de camphre,
tenu en suspension dans une mixture d'éther sulfurique
et d'eau distillée. Sous l'influence de cette médication, il

---

(2) *Die hypodermatische injection der Arznei mittel*. Berlin,
1865, p. 186.

constata diverses manifestations qui, nous le démontre-
rons plus loin, doivent évidemment être attribuées à
l'éther sulfurique. Le pouls, d'abord petit et imperceptible, devint, après l'injection, plein et plus fréquent;
les inspirations plus profondes, etc. Le malade guérit de
cette première poussée d'érysipèle, mais, il y eut récidive,
et la mort survint dans le marasme.

W. Zuelzer (1) a employé les injections sous-cutanées
d'éther, pendant la campagne de 1871, dans une ambu-
lance prussienne installée au château de Petitbourg (près
Corbeil). Les cas de fièvre typhoïde étaient fréquents
chez les soldats de l'armée d'investissement. Le service
pénible des avant-postes produisait chez ceux-ci un
épuisement profond et la dothiénentérie, affectait presque toujours la forme adynamique. Faiblesse des battements du cœur, petitesse extrême et irrégularité du pouls,
cyanose, refroidissement des extrémités et collapsus, tels
étaient les principaux symptômes. A l'autopsie, on con-
statait une dégénérescence prononcée du muscle cardiaque.

En cette occurence, W. Zuelzer crut devoir employer
une médication énergique qui, *dans la guerre de 1866,
lui avait donné de nombreux succès chez les cholériques*, à savoir : les injections sous-cutanées d'éther
sulfurique. Les résultats qu'il obtint sont analogues à
ceux d'Eulenburg ; le pouls reprend rapidement de la
plénitude et de la force; le choc du cœur, d'abord à
peine perceptible, devient plus distinct; souvent aussi,
après une ou deux injections, la cyanose et le collapsus
disparaissent.

En 1872, nous avons été témoin, à Munich, des résultats heureux que donnaient les injections sous-cutanées
d'éther sulfurique dans une épidémie de fièvre typhoïde

---

(1) *Ueber subcutane Anwendung von excitirenden mitteln.*
In *Berliner klin. Wochesnchrift*, 1871.

à forme adynamique, et, en 1873, nous avons publié une note sur les injections sous-cutanées d'agents stimulants dans les états adynamiques graves (2).

Nous disions à ce sujet : « Lorsqu'un malade, plongé dans un état adynamique profond, est devenu complètement insensible au monde extérieur, le médecin, bien souvent, croit toutes ses ressources épuisées. Les agents révulsifs employés d'habitude en pareil cas n'ont en effet qu'une action très passagère, et par suite inefficace; d'autre part, il n'est plus possible d'avoir recours à la médecine interne. Alors, on peut tirer grand profit des injections sous-cutanées d'agents stimulants tels que l'éther sulfurique à haute dose ou le camphre. Dans les états adynamiques, on injectera, avec une seringue de Pravaz, deux ou trois grammes d'éther sulfurique pur sous la peau. Le plus souvent, le malade ressent, peu après l'injection, une douleur locale vive, comparable à celle du marteau de Mayor.

« L'absorption du médicament ne tarde pas à se produire, l'adynamie se trouve combattue par les effets combinés de ces deux causes, locale et générale. »

Puis, nous résumions, à ce propos, l'observation d'une femme cholérique (dont on trouvera plus loin l'histoire) qui sortit rapidement d'un état de collapsus profond à la suite de l'injection de deux seringues de Pravaz remplies d'éther sulfurique.

Luton (1), dans son remarquable traité des injections sous-cutanées à effet local, s'est occupé incidemment des injections sous-cutanées d'éther sulfurique. « Le contact des éthers sur nos tissus, dit-il, est très douloureux, mais sans aller jamais jusqu'à déterminer de l'inflammation et encore moins de la suppuration. Du reste, les éthers sont peu usités dans la méthode hypodermique;

---

(2) Dupuy. — *Progrès Médical*, 1873, p. 286.
(1) *Traité des injections sous-cutanées à effet local.* Paris, 1873, p. 66.

ils peuvent tout au plus servir de véhicule à certaines substances insolubles dans l'eau et que l'on tient à injecter sous la peau, le camphre par exemple. »

Malgré cette affirmation, le même auteur étudie plus loin (2) les effets des injections d'une classe de médicaments auxquels il donne le nom d' « *excitantia.* » D'après lui, ces agents produiraient *toujours* un certain degré de fluxion de la peau, avec rougeur, chaleur et douleur plus ou moins vive. Quant aux effets généraux, ils seraient la conséquence de l'irritation locale.

Dans une lettre à nous adressée et publiée dans la *Gazette obstétricale* (3), le professeur de Reims établit lui-même une distinction entre l'injection de substances diffusibles, dont nous nous occupons ici, et l'excitation totale de l'organisme résultant toujours de l'irritation locale. Voici en quels termes il s'exprime : « J'ai eu soin de distinguer entre le cas des injections de substances excitantes diffusibles, qui vous intéresse personnellement, et celui d'une excitation totale provoquée par le fait d'une irritation locale, et qui ne fait que traduire la révolte de l'organisme contre toute cause offensante. Dans la première circonstance, on pouvait à la rigueur se servir de l'estomac comme voie d'introduction ; dans l'autre, il faut tout d'abord déterminer une irritation topique par le contact d'une substance vraiment irritante. L'opposition entre les deux genres d'action est bien nette...... »

Nous reviendrons plus loin sur cette opposition, et nous essayerons de démontrer que les injections sous-cutanées d'éther sulfurique n'agissent point par irritation locale, pour la raison bien simple qu'elles ne sont pas toujours douloureuses ni irritantes, ce qui ne les empêche pas de produire, en pareil cas, les mêmes effets de stimulation générale.

---

(2) Id., p. 347.
(3) — Année 1877, p. 15.

En 1876, M. A. Macon publia dans « *The Obst. Journal* (4), » une observation d'accouchement laborieux compliqué de collapsus, à la suite d'hémorrhagie grave, traité avec succès par les injections sous-cutanées d'éther sulfurique. L'article de M. Macon a été traduit en français et analysé par notre ami le Dr Jules Gros (5). Avant les injections, la malade était presque insensible, mortellement pâle et sans pouls, avec des yeux fixes, les pupilles dilatées, la face et les extrémités froides, la respiration courte et superficielle. On injecta sous la peau deux seringues remplies d'éther sulfurique, et, peu après, le pouls revint au poignet. Encouragé par ce succès, M. Macon injecta une troisième seringue. « L'effet fut très remarquable, dit l'auteur; la femme put se tourner seule et déclara se trouver bien mieux. Le changement fut extraordinairement rapide. »

Sous l'inspiration de M. le professeur Verneuil, Mlle Z. Ocounkoff soutint, en 1877, devant la Faculté de Paris, une thèse sur « *le rôle physiologique de l'éther sulfurique, de son emploi en injections sous-cutanées comme médicament excito-stimulant* (1). » Ce travail est divisé en deux parties, dont l'une comprend la clinique et la seconde la physiologie expérimentale.

La partie clinique est très écourtée; l'auteur s'appuie simplement sur trois observations; les deux premières sont : celle que nous avons résumée dans le *Progrès médical*, et celle de M. Macon; la troisième seule est nouvelle. Il s'agit d'un jeune malade auquel M. Verneuil fit l'extraction d'un polype naso-pharyngien, laquelle fut suivie d'hémorrhagies rebelles et abondantes. Deux heures après l'opération, la température s'abaissa à 33°,5. « Le malade, dit l'auteur, est plongé dans un coma profond, d'où le retire, pour un instant seulement, la potion

---

(4) — Juillet, 1876.
(5) — *Gazette obstétricale*, 1876, p. 316.
(1) Paris. 1877, Delahaye, éditeur.

de Tood. M. Verneuil songe alors à employer l'éther; il fait au malade une injection sous-cutanée de 40 gouttes d'éther; à la dépression, succéda un bien-être accompagné d'une élévation de la température, et le malade rentra dans les conditions ordinaires des opérés. »

Mlle Ocounkoff trouve que notre médication est indiquée : dans l'algidité, la prostration, et le coma profond; bref, dans tous les cas où le médecin constatera un affaiblissement de tout l'organisme porté à des limites extrêmes.

La deuxième partie de sa thèse est très développée; l'auteur n'a pas craint de reprendre, sous une autre forme, les magnifiques expériences de Claude Bernard sur l'éthérisme. Au lieu d'opérer par immersion dans l'eau éthérée, Mlle Ocounkoff procède par injections sous-cutanées d'éther sulfurique à 62°. De ses expériences, elle tire les conclusions suivantes (2) : « L'anesthésie est le résultat du contact direct des éléments nerveux avec le sang éthéré. Cette anesthésie se produit d'abord à l'endroit même où a été faite l'injection, et, de là, elle se propage dans la direction du courant sanguin.

« La théorie d'anesthésie par influence de Claude Bernard ne s'accorde pas avec le résultat de mes recherches, et je ne puis m'y associer. L'éther sulfurique liquide, par son contact immédiat avec le nerf ou le muscle, détruit leur propriété fonctionnelle. L'éther, dans l'anesthésie, agit principalement sur les fibres sensitives. » Nous n'avons pas à discuter ici cette question doctrinale; nous nous contenterons d'attirer l'attention sur l'action physiologique des injections d'éther, à dose excito-stimulante. Mlle Ocounkoff a consciencieusement étudié cette question, et nous aurons à la citer souvent, à ce sujet, dans le cours de notre travail.

Quant à présent, bornons-nous à dire qu'administré

----

(2) Ibid., p. 29.

en injections sous-cutanées à dose modérée, l'éther sulfurique détermine, d'après les recherches de l'auteur que nous analysons (3) : a) l'élévation de la température ; b) l'augmentation de la pression artérielle ; c) l'augmentation de toutes les sécrétions ; d) l'augmentation de la combustion pulmonaire ; e) l'agitation ; f) l'hyperesthésie des sens et de la peau ; g) la dilatation des pupilles.

Une des conséquences de la thèse de Melle Ocounkoff semble avoir été de porter la question qui nous occupe devant la *Société médicale de Reims*, où elle fut l'objet d'une assez sérieuse discussion. M. Luton (2) communiqua à ses collègues l'observation d'un varioleux en danger de mort, auquel il injecta deux fois, à un jour d'intervalle, environ 3 grammes d'éther sulfurique. Le relèvement des forces se produisit et la guérison survint.

Nous citons cette observation, qui est peu concluante (car des stimulants diffusibles furent administrés à l'intérieur), parce qu'il se forma un abcès au niveau des points injectés. Or, c'est là l'unique cas où il nous a été donné de noter cette complication ; il n'y a rien là qui doive surprendre, puisque le malade était un varioleux et par conséquent prédisposé aux abcès sous-cutanés.

Au cours de cette même discussion, M. Henrot rappela avoir employé les injections sous-cutanées d'éther chez un typhique. Il se produisit un boursouflement cutané dû à la vaporisation de l'éther. Ces injections furent accompagnées d'une réaction intense. Le malade fut brûlant toute la journée ; la température monta de 39° à 41°. M. Luton fit observer à son collègue qu'une hyperthermie aussi prononcée constituait une contre-indication formelle à l'emploi des injections sous-cutanées d'éther sulfurique.

---

(3) Ibid., p. 61.
(2) *Recherches sur les injections sous-cutanées d'éther sulfurique ; leurs effets locaux et généraux. In Union médic. et scientif. du Nord*. 31 octobre 1877.

La *France médicale* renferme, dans son numéro du 15 février 1879, une observation recueillie par M. Letulle, interne des pôpitaux, et qui nous parait intéressante, en raison surtout de la précision des détails.

Il s'agit d'une femme, couchée dans le service de M. Peter et épuisée par des hémorrhagies puerpuérales multiples. La malade était tellement faible, qu'une intervention suprême sembla nécessaire au chef de service; il demanda à M. le professeur Verneuil s'il n'y avait pas lieu de recourir à la transfusion du sang. D'après l'avis de l'éminent chirurgien, on pratique cinq injections sous-cutanées d'éther sulfurique de 5 gouttes chacune (en tout 25 gouttes). Le résultat est immédiat..... la malade sort de son état lipothymique, et l'on peut faire un tamponnement vaginal qui arrête l'écoulement sanguin.

Mais, quelques jours après, survient une nouvelle perte et l'on a recours de nouveau aux injections d'éther sulfurique. Nous laissons à M. Letulle le soin de décrire lui-même les résultats qu'il en a obtenus. « Au moment où nous arrivons près d'elle (la malade), nous la trouvons dans l'état suivant : Pouls filiforme, peau froide et décolorée, une sueur visqueuse couvre le front; les paupières à demi-closes laissent voir les globes oculaires convulsés en haut; quelques petits mouvements convulsifs dans les mains et dans les pieds, frissonnements; respiration lente et courte. Par instant, nausées. Nous injectons, séance tenante et presque coup sur coup deux seringues d'ergotine et deux seringues d'éther (1 gr. 50) dans l'espace de dix minutes et l'on fait le tamponnement. A peine la seconde injection d'éther est-elle faite, que la malade reprend ses sens, elle parle, se plaint de douleurs vives à l'épigastre et vomit à deux reprises le peu de rhum et de vin qu'on était arrivé à lui faire prendre au début de l'hémorrhagie; le pouls se relève aussitôt. Le tamponnement terminé, on fait une troisième injection d'éther. La quantité totale d'éther injecté pendant cette demi-heure est de deux grammes environ. *On a assisté ainsi à une véritable résurrection;* en quelques instants, la malade est sortie de son état lipothymique. Dans la journée, de 11 heures à 4 heures 1/2, on lui fait encore quatre injections sous-cutanées d'éther (1 gr. 50) environ. — *Soir.* La malade n'a pu prendre que quelques gorgées de lait mélangé avec du rhum. Elle se sent revivre et s'est plainte des douleurs occasionnées par les quatres piqûres faites dans la journée ».

Pour terminer cette étude bibliographique, disons quelques mots des résultats obtenus, dans les cas graves de perniciosité ou d'anévrosthénie tellurique, par les injections hypodermiques d'éther quinique. Ici, l'éther sulfurique n'est considéré par M. Burdel (1) que comme un facteur rapide lançant immédiatement dans la circulation le sulfate de quinine. Il ne s'agirait donc plus de simples injections excito-stimulantes. Mais, en lisant les observations du médecin de Vierzon, on est frappé des analogies qu'elles présentent avec celles que nous reproduirons plus loin et où nous injections l'éther sulfurique pur. Pour convaincre le lecteur de ce que nous avançons, nous résumerons ici un des faits de M. Burdel (2). Ce dernier est appelé près d'un homme de 61 ans qu'on disait sur le point d'expirer et qu'il trouve dans l'état suivant : sans connaissance, la figure et les mains froides, humides et cyanosées, respiration fréquente (70 par minute), pouls filiforme, de 170 à 180, avec un caractère de vibration particulier ; battements du cœur sourds, confus, collapsus profond, selles involontaires. Comme renseignements, on apprit que le malade avait éprouvé la veille une grande lassitude à la suite d'une promenade faite au soleil, très ardent ce jour-là, et sur les bords du canal.

Dans la pensée qu'il se trouvait en présence d'une manifestation tellurique des plus graves, d'une anévros-

---

(1) *Gazette des hôpitaux,* 1880, p. 353.
(2) Ibid., p. 354.

thénie foudroyante, M. Burdel fit immédiatement dissou-
dre 40 centigrammes de quinine dans 1 gramme d'éther,
qu'il administra aussitôt en injection hypodermique.
Deux minutes après, il se produisit un léger mouvement
dans les avant-bras. Une deuxième injection semblable
fut faite aussitôt, et, après quelques minutes, on eut
la satisfaction de voir les mouvements s'accentuer davan-
tage, les paupières s'entr'ouvrir. Une troisième injection
fut pratiquée, et, après une dizaine de minutes, le malade
ouvrit les yeux, proféra quelques paroles, puis poussa
de profonds soupirs et se plaignit du froid. En même
temps, le pouls s'était relevé peu à peu, il était devenu
distinct; la peau s'était un peu réchauffée. Une quatrième, puis une cinquième injection furent pratiquées, et,
cette fois vivement senties.

Tous les symptômes ne tardèrent pas à diminuer peu
à peu, puis à disparaître complètement; si bien que, le
lendemain matin, quand M. Burdel alla le visiter, il
était levé et demandait s'il pouvait sortir.

En résumé, nous voyons, par ces recherches bibliographiques, qu'il existe déjà dans la science un nombre de
faits suffisant pour servir de base à un travail complet
sur les injections sous-cutanées d'éther sulfurique.

Sans être encore bien étendue, cette bibliographie
permet d'entrevoir les avantages que l'on pourra tirer
d'une méthode qui semblait inconnue en France lorsque
nous avons publié notre première note dans le *Progrès
médical* (1873). Elle est, en quelque sorte, banale aujourd'hui dans les hôpitaux pour le traitement des états
adynamiques graves.

Nous venons la proposer pour le traitement de l'algidité cholérique. Malgré des recherches minutieuses,
nous n'avons trouvé, dans la Presse française ou étran-
gère, aucune observation de choléra asiatique traité par
les injections sous-cutanées d'éther sulfurique. Mais,
nous devons à la vérité de déclarer que W. Zuelzer pré-

tend, dans une phrase que nous avons citée plus haut, avoir obtenu d'heureux résultats, par cette méthode, pendant l'épidémie cholérique de 1866.

B. — *Effets, sur l'organisme, de l'éther injecté à dose excito-stimulante.* — a) *De la dose excito stimulante.* Etablissons tout d'abord ce qu'il convient d'appeler dose excito-stimulante. Ce point a son importance, car si l'on dépassait cette dose, les effets deviendraient bien différents. L'un des avantages que nous attribuerons aux injections sous-cutanées d'éther est précisément d'atteindre un maximum de stimulation, sans dépasser la limite. Dans nos expériences, un à deux grammes et même moins, ont souvent suffi pour obtenir des effets stimulants.

M. Letulle (1), en suivant les indications de M. le professeur Verneuil, a commencé par faire cinq injections sous-cutanées de cinq à six gouttes d'éther sulfurique (en tout 25 gouttes) et cette dose a suffi pour faire sortir une malade d'un état lipothymique profond. Avec une injection de un à quatre grammes d'éther, Mlle Ocounkoff obtenait de la *stimulation* chez les chiens ; en injectant successivement seize grammes de ce médicament chez un chien de douze kilogrammes, elle produisait l'ivresse éthérée. Elle a parfaitement établi, du reste, que l'éther, employé par la méthode hypodermique, pouvait amener l'anesthésie (1) chez les chiens. Suivant la dose employée, il y a stimulation ou anesthésie et cette dose varie suivant le volume de l'animal.

Généralement, nous avons commencé par injecter une seringue remplie d'éther (0,80 centigrammes), parfois deux, rarement trois. Au bout d'une demi-heure, ou d'une heure suivant l'intensité du collapsus et le résultat obtenu, nous répétions la même opération, et cela

---

(1) Voir col. 1.

quatre à cinq fois. Il nous a semblé que les injections ainsi répétées, à intervalles éloignés, avaient l'avantage de produire la stimulation et d'entretenir les phénomènes d'excitation, l'action de l'éther sulfurique étant éminemment passagère.

C. *Effets locaux*. — Il n'est point rare de constater, au moment de l'injection, une douleur excessivement vive, capable parfois d'arracher des cris à des malades plongés dans le collapsus le plus profond. Chez notre cholérique de l'hôpital Cochin, la douleur locale fut si vive que nous l'avons comparée à celle du marteau de Mayor. Cependant, ce fait n'est pas constant ; nous l'avons déjà dit plus haut, à propos des explications théoriques de M. Luton ; nous nous proposons de le démontrer, maintenant, par l'exposé de quelques faits cliniques.

Lorsqu'on choisit une région peu sensible pour faire l'injection, la région du grand trochanter, par exemple, que le sujet est peu impressionable, on peut éviter complètement la douleur, alors même que le malade n'est point plongé dans le collapsus. Souvent, nous avons observé cette particularité ; nous n'en citerons ici que deux exemples, qui prouvent suffisamment que les injections sous-cutanées peuvent être complètement indolores.

Observation I.— *Emphysème pulmonaire et bronchite chronique. Etat de torpeur particulier traité par les injections sous-cutanées d'éther, qui ont été complètement indolores.*

B..., âgé de 50 ans, terrassier, entre le 30 mars 1881 à l'hôpital de St-Denis, et occupe le lit n° 2 de la salle St-Alexandre.

Tempérament lymphatique ; affaibli par des privations et par excès de travail. Quoique souffrant, il a travaillé, en plein air, à la terrasse, pendant tout l'hiver dernier qui a été rigoureux.

Il est emphysémateux et atteint de bronchite chronique ; du côté de l'aisselle gauche,on entend des frottements pleuraux que nous attribuons à une pleurésie ancienne. Il n'y a pas de fièvre. Diarrhée légère, anorexie.

Ce qui nous frappe chez ce malade, c'est un engourdissement général assez prononcé, un état de torpeur tout particulier ; il passe la journée assis sur son lit, sans prononcer une parole, complètement indifférent à tout ce qui se passe autour de lui. Il répond néanmoins aux questions qu'on lui adresse, mais,il faut préalablement le faire sortir de sa torpeur en fixant son attention par un moyen quelconque.

1er avril. Pour le tirer de cet état, nous avons recours aux injections sous-cutanées d'éther sulfurique. Nous lui injectons une seringue remplie de ce médicament dans la région trochantérienne droite. Le malade ne *semble même pas se douter qu'il a été piqué.* Questionné par nous, il prétend *ne pas avoir ressenti la moindre douleur.*

Voici les chiffres que nous donne le thermomètre placé dans le rectum :

9 heures 20 minutes *matin.* Immédiatement avant l'injection, T. 37°, 2 ;— 10 h. 20. T. 37°, 3 ;—11 h. T. 37°, 3 ;—midi.T. 37°,3 ;—1 h. *soir.*T. 37°,3 ;—6 h.T.37°,3. Immédiatement après l'injection, le malade sortait de son abattement, parlait volontiers. Interrogé sur ce qu'il éprouvait, il disait se sentir comme réveillé, excité ; l'appétit reparaissait. Le soir, malgré l'élévation de la température, la torpeur reparaissait.

2 avril. Le malade est dans le même état que la veille.

A. 9 h. 10 *matin* (immédiatement avant l'injection),T. 37°. On injecte une seringue remplie d'éther que le malade ne sent nullement. 10 h. 20. T. 37°, 4 ; — 5 h. *soir.* T. 37°, 5. —Les symptômes d'excitation reparaissent après l'injection, mais la torpeur reparait dans la soirée.

3 avril. On a injecté deux seringues à 8 h. 35. Immédiatement avant l'injecction, T. 37°, 2, pouls à 64 ;— 9 h. 10.

T. 37°, 2, le pouls est à 84 ;—10 h.T. 37°, 1 ;—11 h.T.37°, 1 ;
—minuit. T. 37°;1 ;—1 h. *soir*, la torpeur est plus intense,
on injecte une seringue. T. 37°, 1 ; — 5 h. 1[2. T. 37°, 4.

Après les premières injections, les phénomènes d'excitation ont été moins nettement accusés que les jours précé-
dents. Aucune douleur n'a été provoquée par les injections. Le
pouls, faible et dépressible avant la première injection, est
devenu, une demi-heure après, plus plein et plus fréquent.
L'appétit est toujours nul. Les râles muqueux ont augmenté
dans le poumon droit.

4 *avril*. 8 h. 30 *matin*. Immédiatement avant l'injection,
P. 64; T. R. 37°, 2 ; — 9 h. 15. P. 72 ; T. R. 37°, 2 ; — 10
h. 37. T. 37°, 1 ; —11 h. T. 37°, 2 ;—midi, on injecte une seringue entière. T. 37° ; —1 h. *soir*. T. 37° ; —5 h. T. 37°, 2.

Aujourd'hui, les phénomènes de stimulation ont été très
accusés. Après la première injection, le malade, pour la
première fois, demande à manger ; il songe même à quitter
le lit et réclame ses habits. Comme précédemment, les injections sous-cutanées, répétées plusieurs fois, ne provo-
quent pas la moindre douleur. Le malade, attentivement
questionné à ce sujet, prétend ressentir à peine l'impression
d'une piqûre légère,

A partir du 5 *avril*, une amélioration considérable se manifeste dans l'état du malade; il ne retombe plus dans sa
torpeur, et, au bout de 15 jours, peut quitter l'hôpital sen-
siblement amélioré ; râles bronchiques rares, persistance
des frottements pleuraux.

Observation II. — *Bronchite capillaire. Somnolence
et demi-coma, refroidissement. Injections sous-cutunées
d'éther sulfurique complètement indolores.*

J..., journalière, 58 ans, est admise dans notre service de
l'hôpital de St-Denis, le 31 mars 1881, salle Ste-Marie, lit
n° 13.

Cette femme présente un embonpoint énorme ; à l'auscultation, nous constatons chez elle des râles sous-crépitants
fins, très abondants, dans chaque poumon, avec prédomi-

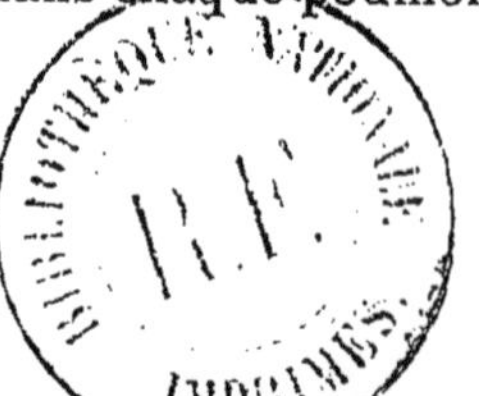

2

nance cependant à gauche, où l'on reconnaît très nettement
de la submatité. La respiration est fréquente et plaintive.
Par moments, surviennent des accès de dyspnée intense.
La face est pâle, les extrémités cyanosées et froides. Lorsque
la dyspnée diminue, la malade reste plongée dans un état
de somnolence profonde dont rien ne peut la tirer.

Notre diagnostic est : bronchite capillaire ; le traitement:
potion de Tood additionnée de esprit de Mindérerus 10 grammes, et application d'une trentaine de ventouses sèches en
avant et en arrière de la poitrine, surtout à gauche.

1er avril. La respiration semble plus libre, mais la somnolence a fait place à un demi-coma; la face est pâle et
froide; les extrémités sont glacées. 10 h. *matin* : T. A.
34°, 3 ; T. V. 37°, 3.

Dans le but de faire sortir la malade de cet état de collapsus, nous injectons, après avoir pris la température, une
seringue entière d'éther sulfurique dans la région du grand
trochanter. *La malade ne sent pas l'injection et ne se doute
même pas qu'on l'a piquée.* A 1 heure du soir, elle reprend
connaissance et demande à manger. T. A. 34°, 5 ; — T.
V. 38°

2 avril. 9 h. 45, *matin.* La malade, quoique moins
abattue que la veille, est retombée dans la somnolence.
On peut l'en faire sortir en la pinçant ou en lui parlant énergiquement. Nous lui injectons une seringue remplie d'éther sulfurique; *elle sent l'injection, mais ne semble
pas en éprouver de souffrance.* Avant l'injection : T. V.
37°, 1. A 11 h. *matin,* M. Lévêque, interne du service, fait
une nouvelle injection d'une seringue entière. Avant cette
deuxième injection, T. V. 37°, 4. — 6 h., *soir.* T. V. 37°, 3.

3 avril. L'état a gravement empiré pendant la nuit; toute
notre attention est attirée par les symptômes d'asphyxie
qui augmentent rapidement. Nous n'avons plus fait d'injections d'éther sulfurique à cette malade, qui succomba
bientôt.

Chez d'autres sujets, nous avons constaté une douleur
vive au moment de la piqûre et aucune souffrance après

l'injection. On ne saurait par conséquent, à l'exemple de M. Luton, considérer la stimulation générale de l'organisme comme étant la conséquence d'une irritation locale par l'éther sulfurique injecté sous la peau.

Mlle Ocounkoff, qui a fait des injections chez des enfants en bas âge, a toujours trouvé la douleur passagère et supportable. Elle conseille, pour diminuer la douleur (1). de pousser le liquide très lentement. M. Luton a signalé, au niveau de la piqûre, l'existence d'une *tumeur emphysémateuse sous-cutanée et circonscrite*. Il en explique la formation ainsi qu'il suit : « Lorsqu'on a injecté sous la peau une notable quantité d'éther, un gramme ou deux, par exemple, cet éther se met bientôt en équilibre de température avec le sujet opéré, et surtout avec la partie sur laquelle on a agi. Or, si ce point est à la température normale, ou au-dessus de ce chiffre chez un fébricitant, l'éther ne tarde pas à émettre des vapeurs et même à entrer en ébullition, car il bout à 35°,6.

« Il en résulte une *tumeur emphysémateuse* qui s'étale peu à peu sous les yeux de l'observateur, suivant la résistance des cloisons celluleuses; et, si l'on tient compte que l'éther, réduit à l'état de vapeur, occupe 2,000 fois son volume à l'état liquide, on admettra sans peine que, pour quelques gouttes de cette substance, il se forme une saillie très notable. Durant cette dispersion toute locale, la sensation pénible, produite par le contact de l'éther en vapeur, s'étend en proportion et dure jusqu'au moment de l'absorption, qui n'est réellement pas trop rapide.

« Par contre, chez un sujet refroidi par une trop grande perte de sang, et surtout lorsqu'on pratique l'injection non loin des extrémités, aux avant-bras, à la face externe de la cuisse, à la jambe, la température pouvant tomber au-desssus du point d'ébullition de l'éther, les vapeurs

____

(1) *Loc. cit.* p. 43.

n'ont plus assez de tension, et la tumeur emphysémateuse ne se forme pas. Du moins, voilà ce que nous avons vu. » M. Henrot a noté également cette tumeur emphysémateuse avec boursouflure chez un malade atteint de fièvre typhoïde avec hyperthermie, et il l'attribue à la vaporisation de l'éther.

Nous relatons ces faits sans les commenter, car nous n'avons aucune expérience à cet égard. Jamais, en effet, nous n'avons rien constaté de semblable après nos injections, bien que nous ayons opéré souvent chez des sujets dont la température dépassait 40°. Nous nous demandons si cela ne tient pas à ce que nous pratiquons toujours les injections à une assez grande profondeur dans le tissu cellulaire sous-cutané.

Contrairement à l'assertion de M. Luton, nous établirons plus loin que l'absorption de l'éther sulfurique est toujours très rapide. Nous avons une certaine tendance à croire que l'éther se vaporise presque instantanément après avoir été injecté dans le tissu sous-cutané; en effet, en injectant deux cu trois seringues consécutivement sans déplacer la canule, nous n'avons jamais vu persister pendant quelques minutes la boursouflure globuleuse qui se forme lorsqu'on se sert d'une solution aqueuse. D'autre part, nous avons injecté dans la main chaude et demi-fermée une seringue remplie d'éther sulfurique, et nous avons vu ce médicament se volatiliser presque instantanément au moment où il était lancé par le tube capillaire.

Quant aux compliations locales des injections d'éther, nous n'en avons point trouvé d'exemple. Nous ne voulons pas, en effet, faire entrer en ligne de compte l'abcès du varioleux de M. Luton, dont il a été dit quelques mots précédemment.

D. *Absorption de l'éther sulfurique en injections*

hypodermiques. — Cette absorption, disions-nous plus haut, est très rapide. Le fait est démontré par l'augmentation de la fréquence du pouls et par l'élévation de la température qui s'observent peu de temps après l'injection. Chez le malade de l'observation I, bien que la douleur occasionnée par la piqûre fût nulle, les pulsations étaient plus fréquentes au bout d'une demi-heure. Déjà Zuelzer avait remarqué, qu'à la suite de l'injection de 30 à 40 gouttes d'éther, le pouls des typhiques, de petit et imperceptible qu'il était, devenait, *au bout de peu de minutes*, plus plein et plus fort. Dans le même espace de temps, le choc cardiaque, d'abord à peine perceptible, devenait plus net et distinct. La température s'élève aussi *rapidement*, après les injections, de quelques dixièmes de degré. Nous nous étendrons longuement sur ce fait dans un paragraphe suivant.

Mlle Ocounkoff a remarqué qu'au bout de 10 à 30 minutes, à la suite d'une injection de 2 à 3 grammes, l'éther s'élimine par le poumon. Nous avons plusieurs fois constaté une odeur éthérée de l'haleine, au bout du même espace de temps, chez des malades soumis à ce traitement.

Nous avons noté cette absorption rapide, même dans dans l'algidité cholérique, où la possibilité de l'absorption cutanée a été niée pour des substances autres que l'éther sulfurique. Cette facilité et cette rapidité d'absorption constituent précisément un des avantages les plus sérieux des injections hypodermiques d'éther. Cette méthode semble aussi tout particulièrement favorable à entretenir la période d'excitation, sans arriver à celle de collapsus ou d'anesthésie.

Par des expériences sur les animaux, Melle Ocounkoff a démontré en effet que, s'il est possible de produire l'anesthésie par les injections sous-cutanées d'éther sulfurique, il est nécessaire pour cela d'employer *une dose bien supérieure à celle qui est donnée en inhalations*

(De 40 à 75 grammes chez les chiens, suivant le volume
de l'animal).

D'autre part, l'éther sulfurique, administré à l'intérieur,
ne semble pas produire une excitation nette, franche,
facile à limiter et à entretenir, comme la méthode sous-
cutanée. A la dose de quelques gouttes, ce médicament
produit bien un sentiment de roboration et d'excitation
cérébrale, mais ce sentiment est aussi prompt à se dissi-
per qu'à naitre (Gubler). A plus forte dose (Trousseau
en a avalé jusqu'à six grammes d'un coup), l'ébriété et
la torpeur succèdent rapidement à l'excitation et s'éva-
nouissent au bout d'une heure pour faire place à une
réfocillation fort salutaire et à un appétit extraordinaire.
Mais, la circulation centrale, la caloricité et la sécrétion
urineuse ne paraissent pas notablement influencées (Sch-
wilgué, Trousseau et Pidoux, Gubler),
En injections sous-cutanées, l'éther sulfurique semble
amener une excitation plus réelle et que l'on peut facilement rendre durable. Il produit d'une façon presque constante et quasi mathématique des modifications de la circulation, de la température, de l'excitation nerveuse, etc.

L'étude de ces phénomènes, que nous allons entre-
prendre maintenant, démontrera, nous l'espérons, les
avantages de la méthode sous-cutanée dans l'administration de l'éther comme médicament excito-stimulant.

E. *Action de l'éther sulfurique, injecté à dose
excito-stimulante, sur la circulation.* — Tous les cli-
niciens qui ont eu recours à cette méthode sont unanimes à constater ses effets précis et constants sur la circulation. Sous l'influence des injections d'éther, se produit
une véritable stimulation du cœur, une fréquence et une
énergie plus grande de la pulsation artérielle. Cette

---

(1) *Loc. cit., p.* 44.

action de l'éther a été constatée depuis longtemps,même lorsqu'on l'administre en inhalations.

Warington Howard a observé 97 cas dans lesquels le pouls devenait plus fréquent et considère, en conséquence, l'éther sulfurique comme un stimulant du cœur (3). Chez le malade de l'observation I, nous avons soigneusement noté l'augmentation de fréquence du pouls et l'énergie plus ·grande de la pulsation. Presque toujours, sur un grand nombre de typhiques adynamiques, nous avons constaté le même résultat.

Melle Ocounkoff a pratiqué, à ce sujet, des expériences sur les chiens et obtenu une augmentation de la fréquence du pouls. Chez un chien de 10 kilogrammes, elle a injecté 1 gramme d'éther sulfurique. Au bout de 5 minutes,le pouls était monté de 88 à 100. Cette action de l'éther sulfurique nous semble surtout importante à noter dans les cas pathologiques, lorsque le muscle cardiaque se contracte avec peine, que les battements du cœur sont affaiblis et iréguliers, que le pouls est filiforme ou imperceptible.

Eulenburg, Zuelzer, Ocounkoff, Letulle, tous les auteurs, en un mot, qui se sont occupés de cette question, ont été frappés par la netteté et la rapidité de l'action des injections d'éther sur la circulation. Celles-ci donnent en quelque sorte un coup de fouet à l'organe central, en raniment l'énergie au bout de quelques minutes alors. même que le muscle cardiaque se contracte très faiblement. Cet effet est parfois si remarquable qu'on a proposé la méthode des injections d'éther pour remplacer la transfusion du sang (Verneuil, Ocounkoff).

Melle Ocounkoff a fait une expérience très intéressante, qui met bien en lumière les faits que nous venons d'avancer (1). Sur un gros chien de chasse,elle injecte à 2 heures

(1) *Société de chirurgie*, séance du 12 mai 1875.
(3) *Med. chirurgical Transactions*. London, 1872.
(1) *Loc, cit.*, p. 50.

20 minutes dix centigrammes de morphine ; le pouls est
à 86, la température à 38°,2. Elle répète les injections de
morphine, puis injecte de l'éther sulfurique et note les
résultats obtenus. Ils sont résumés dans le tableau suivant :

Injections.		Heure.	Pouls.	Températ.	Symptômes.
		2.50	82	37°,9	
0,08	morphine	3	78	37°,6	
0,04	»	3.10	73	37°,4	
		3.15	70	37°,2	
0,04	»	3.20		36°	Sensibilité générale abolie ; respiration saccadée ; pouls filiforme.
1,12	»	2.30	64	36°,4	
		3.45		36°,2	
4 gr.	éther.	3.50		36°	L'animal fait une forte inspiration, le pouls bas plus fort.
		4.10			Intermittence du pouls, respiration à peine perceptible, inégale.
4 gr.	éther.	4.15		35°,5	
4 gr,	»	4.20	64	35°,6	
		4.25		35°,7	Le pouls devient régulier.

La sensibilité et les mouvements réflexes reviennent ;
l'animal a l'air éveillé. On le met en liberté, et il ne paraît
aucunement sous l'influence du poison.

Il semblerait, d'après cette expérience, que les injections
d'éther pourraient rendre des services dans les empoi-
sonnements où l'action du cœur devient faible, ou le
pouls est petit, filiforme, imperceptible. Récemment, un
auteur anglais a employé cette méthode avec succès dans
un cas d'empoisonnement par l'aconit (2).

Nous ne pouvons, ici, nous arrêter sur ces faits, ayant
simplement pour but de faire pressentir les effets heureux que nous pourrons tirer de cette stimulation du
cœur dans la période algide du choléra.

F. *Influence sur la température.* —Depuis les re-

---

(2) *The Lancet*, janvier 1881.

cherches de Simonin sur l'éthérisme (3), on sait que la température augmente de 1° à 8/10 de degré pendant la période d'excitation, pour s'abaisser ensuite dans la période de collapsus.

Mlle Ocounkoff, par ses expériences sur les animaux, est arrivée aux mêmes conclusions que Simonin. Elle injecte 50 grammes d'éther sulfurique à un chien pesant 12 kilogrammes; au bout de quarante minutes, la température, qui était de 38°,2 avant l'injection, monte à 38°,9. Elle s'est injectée à elle-même plusieurs fois des quantités d'éther variant de 1 gramme à 3 grammes, et a constaté que la température montait de 2 à 4 dixièmes de degré.

Chez un garçon de deux ans, cachectique, elle injecte dix gouttes d'éther, et voici ce que marque le thermomètre (1) :

Heures.	Température.	Observations.
10 h. 5	36°,8	Avant l'injection.
10 h. 10	37°,2	Après l'injection.
10 h. 15	37°,5	
10 h. 25	37°,6	
10 h. 30	37°,2	

Nous trouvons néanmoins une lacune dans les observations de Mlle Ocounkoff : elle néglige d'indiquer s'il s'agit de température rectale ou axillaire. Nous avons répété ses expériences sur un grand nombre de sujets, en prenant la température dans le rectum ou le vagin et en laissant le thermomètre en place pendant longtemps, de façon à avoir des chiffres d'une exactitude absolue.

Hâtons-nous de dire que, dans la majorité des cas, nos recherches ont abouti au même résultat que celle de Mlle Ocounkoff et que nous avons trouvé, après les injections, une élévation de quelques dixièmes de degré. Ce-

(3) *Archives générales de médecine,* 1875, p. 620.
(1) *Loc. cit.,* p. 48.

pendant, nous avons rencontré certaines exceptions et noté quelques particularités sur lesquelles nous devons insister. Tout d'abord, comme nous opérions chez l'adulte, l'élévation de température se produisait plus lentement que chez l'enfant, et, parfois, deux ou trois heures étaient nécessaires pour qu'elle fût complète.

Nous avons cru aussi pouvoir établir la proposition suivante, qui nous a semblé vraie, au moins pour plusieurs cas : *L'élévation de la température, à la suite des injections sous-cutanées d'éther sulfurique, est d'autant plus élevée que la température centrale était plus basse avant l'injection.*

Chez un sujet dont la température est normale, l'élévation de la température n'est en moyenne que de 1 à 3 dixièmes de degré, à la suite de l'injection de 1 à 3 grammes d'éther. Chez le malade de l'observation I, dont la température était de 37°,2, la température rectale ne s'est élevée que de 2 dixièmes de degré.

Chez un hyperthermique, la proportion est, en général, la même ou plus faible. Dans certains cas de fièvres typhoïdes où la température dépassait 40°, nous n'avons pas constaté d'élévation de température après les injections d'éther. Hier, nous avons injecté deux seringues d'éther à un jeune homme dont la température rectale était de 40°,4 (fièvre typhoïde avec collapsus complet); une heure et demie après l'injection, la température était de 40°,3.

Dans ces cas, malgré l'indifférence du thermomètre, les phénomènes de stimulation nerveuse se produisent néanmoins. Ainsi, le malade dont nous venons de parler est sorti momentanément du collapsus à la suite des injections.

Nous avons aussi noté que les injections d'éther avaient peu ou point d'influence sur la température chez certains malades arrivés au dernier degré de la cachexie ou atteints de lésions graves, de méningite tuberculeuse par exemple ; plongés dans un état d'atonie complète et en quelque sorte *in extremis*, ces malades ne réagissent plus ; ils sont déjà mortellement frappés. Et cependant, même dans ces cas, on peut observer une stimulation du muscle cardiaque se traduisant par une pulsation artérielle un peu plus énergique.

L'exemple clinique que nous citons ici servira de démonstration à ce que nous venons de dire.

OBSERVATION III. — *Emphysème pulmonaire et bronchite chronique ; cyanose, atonie complète. Inutilité des injections sous-cutanées d'éther.*

Th... Victor, menuisier, 56 ans, entre à l'hôpital de Saint-Denis, le 23 mars 1881, et occupe le lit n° 2 de la salle Saint-Charles.

Il est traité depuis de longues années pour bronchite chronique et emphysème pulmonaire. A l'auscultation, on constate en abondance et dans les deux poumons des râles ronflants, sibilants, musicaux ; à la percussion, sonorité tympannique des deux côtés. Les bruits du cœur sont sourds, comme éloignés ; dilatation cardiaque.

Le 28 *mars* 1881, ce malade devient tout d'un coup froid, cyanosé ; les battements du cœur sont très sourds, le pouls imperceptible, les extrémités cyanosées ; il est plongé dans un état d'atonie complète.

Pour essayer de l'en faire sortir, nous lui faisons des injections sous-cutanées d'éther sulfurique. A 9 heures, on injecte une seringue ; avant l'injection : T. R. 38°,3 ; 10 h. 1/2, on injecte une deuxième seringue ; avant l'injection : T. R. 38°,2 ; 11 h., on injecte une troisième seringue ; avant l'injection : T. R. 38° ; 12 h., on injecte une quatrième seringue ; avant l'injection : T. R. 38°,3 ; 1 h. soir, on injecte une cinquième seringue ; avant l'injection : T. R. 38°. La mort survient à 3 h. 1/2.

A 11 heures, le pouls était de nouveau perceptible, et le malade, momentanément sorti de son atonie, nous avait adressé quelques paroles. A partir de midi, l'interne du service constata une perte absolue de connaissance et une atonie plus complète qu'avant les injections.

Dans les cas où la température est au-dessous de la normale, la température remonte de quelques dixièmes ou même d'un degré ou plus. Ainsi, chez le cholérique dont nous rapporterons plus loin l'observation , sous l'influence des injections, la température est remontée, en trois heures, de 36°,8 à 38°.

Notons aussi que l'élévation de la température produite par les injections d'éther est passagère et que, pour la maintenir, il est nécessaire de les répéter à des intervalles réguliers.

G. *Influence sur le système nerveux.* — Absorbé par le sang avec la rapidité que nous savons, l'éther sulfurique vient agir sur le système nerveux. A la dose que nous avons déterminée plus haut, il est stimulant; lorsque la dose est plus forte et que l'action du médicament se prolonge, surviennent la résolution et l'anesthésie.

Gubler (1), qui a fait un tableau si exact des effets de l'éther sur l'organisme, distingue plusieurs phases dans l'*éthérisme aigu* : 1° la période infiniment courte de la *stimulation topique*; 2° celle de l'*excitation générale*, consécutive à l'absorption ; 3° la période de *stupéfaction* de l'ensemble des propriétés sensitives et motrices appartenant à la vie de relation ; 4° enfin, de la *torpeur* des fonctions de la vie végétative, avec abaissement de la calorification et de l'hématose, extinction des mouvements respiratoires et paralysie du cœur.

Lorsque l'éther sulfurique est administré en injections hypodermiques, à la dose définie plus haut, comme étant excito-stimulante, on entretient pendant un temps, que l'on peut prolonger, la période d'excitation générale.

---

(1) *Commentaires thérapeutiques du Codex*, p. 612.

Nous avons essayé de prouver que ce mode d'administration du médicament était propre, plus que tout autre, à maintenir la période de stimulation, sans la dépasser. Inutile, par conséquent, de revenir plus longuement sur ce point. Nous ne pouvons également insister sur l'intéressante question de savoir comment le sang éthéré vient impressionner le système nerveux. Longet, Parchappe, Claude Bernard et la plupart des auteurs ayant traité ce sujet, admettent que le sang éthéré agit sur le système nerveux ; ils ne diffèrent que par le mode d'action. Nous avons vu que les expériences de Mlle Ocounkoff l'ont conduite à admettre l'*anesthésie par contact direct* du sang éthéré avec les éléments nerveux, tandis que Claude Bernard émettait la théorie de l'*anesthésie par influence*. Sans vouloir nous appesantir sur cette discussion, nous ferons remarquer que Mlle Ocounkoff a trouvé, chez les animaux sacrifiés à la période d'excitation, une hyperémie de l'encéphale, de la protubérance et du cervelet, tandis que, chez un chien et un cochon d'Inde morts à la suite d'une dose toxique d'éther injecté sous la peau, le cerveau était anémié et ramolli. Gubler (1) avait remarqué antérieurement que, chez les sujets éthérisés, le sang exhale une odeur d'éther très prononcée qui se retrouve probablement dans les différents tissus, et notamment dans les centres nerveux. Il n'est pas encore possible de tirer de ces faits aucune déduction bien précise ; nous ferons observer simplement qu'ils semblent confirmer l'action directe du sang éthéré sur les éléments nerveux. Au point de vue du traitement du choléra par les injections d'éther, ce point a son importance, comme nous le verrons plus loin.

Revenons à la clinique pure. L'action excito-stimulante des injections sous-cutanées est fort remarquable. Une dose de 1 à 3 grammes d'acide sulfurique, ainsi administré, suffit pour tirer, en quelques instants, des malades plongés dans l'adynamie la plus profonde (Dupuy), le collapsus complet (Zuelzer), le coma (Verneuil), un état lipothymique (Letulle), etc. Les divers auteurs dont nous avons énuméré les travaux dans notre article bibliographique ont presque toujours constaté, à la suite des injections d'éther, une stimulation très énergique, quelques-uns ont même décrit de véritables résurrections.

Depuis 1873, nous avons fréquemment traité par cette méthode les fièvres typhoïdes à forme adynamique. A part certains cas d'une gravité exceptionnelle, nous avons eu des effets de stimulation très nets, alors même que les stimulants (esprit de Mindérérus, teinture éthérée de musc...), administrés par les voies digestives, ne donnaient aucun résultat.

Parmi nos observations, nous en choisissons une, en quelque sorte au hasard, et nous la mettons sous les yeux du lecteur pour servir de démonstration.

OBSERVATION IV. — *Fièvre typhoïde adynamique. Collapsus profond et persistant. Stimulation rapide par les injections sous-cutanées d'éther.*

V.... Louis, jeune garçon, âgé de 11 ans, est admis le 14 juin 1879, à l'hôpital de Saint-Denis, salle Saint-Alexandre, lit n° 2. Aucune maladie antérieure. La maladie actuelle remonte à 5 ou 6 jours.

15 *juin*. Nous trouvons le malade dans un état d'adynamie profond. L'abdomen est très douloureux à la pression, mais souple ; la peau brûlante et sèche. La température rectale est de 41°,1. Nous prescrivons : Bain à 25° ; 3 lavements froids créosotés ; potion simple, avec alcoolature d'aconit 4 grammes.

16 *juin*. La nuit a été tranquille. L'abattement est toujours extrême ; le ventre s'est ballonné. Les selles sont liquides, mais peu abondantes. La peau est sèche, moins brûlante

qu'hier. L'adynamie est telle que nous suspendons l'aconit
et prescrivons : Potion cordiale des hôpitaux. Teinture éthérée de musc, 6 gouttes. On continue les lavements froids
créosotés; pas de bain. T. R. 40°,3 matin ; 40°,2 soir.

17 *juin*. La température est remontée, dans le rectum, à
41°,3. Désirant nous assurer si la chute de la colonne mer-
curielle observée le 15 juin est réellement due à l'action du

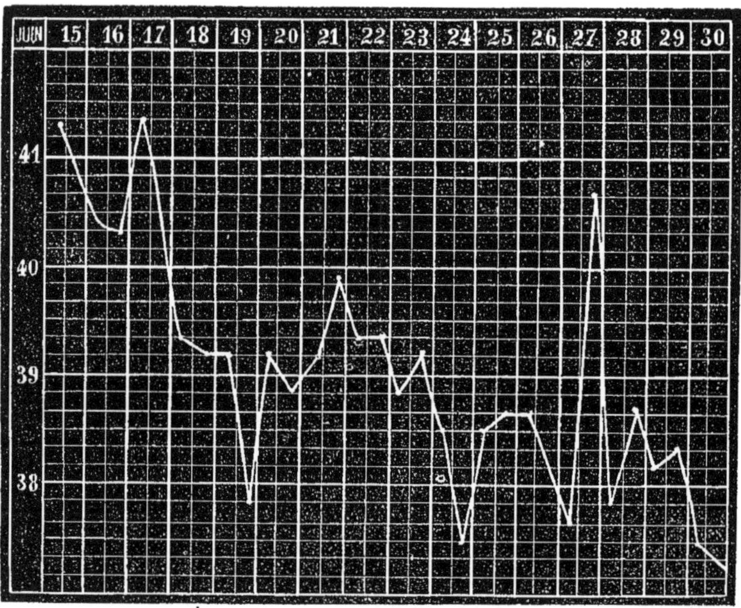

Fig. 1. — Tracé de la température rectale.

bain froid, nous n'en prescrivons pas. Le soir, la température rectale n'en descend pas moins à 40°.

18 *juin*. T. R. 39°,2 matin ; 39° soir. L'abattement diminue; le malade reprend connaissance et essaye même de
jouer. Le ventre est plus souple.

19 *juin*. L'adynamie reparaît plus profonde que jamais ;
la perte de connaissance est complète. — Râles bulleux
aux deux bases. La teinture éthérée de musc est portée à
12 gouttes.

Les jours suivants, l'abattement et la perte de connaissance persistent. La température qui,dans la soirée du 19, était tombée à 37°,8, remonte et atteint 39°,8 dans la soirée du 21 juin. Même traitement ; mais, à dater de ce jour, on pratique des lotions froides vinaigrées.

24 *juin.* La température redescend le soir à 37°,4,et, cependant,le malade n'ouvre pas les yeux, reste complètement insensible aux excitations du dehors ; nous ne réussissons même pas en le pinçant fortement à le faire sortir du collapsus.

25 *juin.* Retrouvant le malade sans connaissance, plongé dans un état d'adynamie profonde, nous injectons dans la région du grand trochanter une seringue et demie remplie d'éther sulfurique.

26 *juin.* Abattement moins profond, mais le malade ne parle pas encore. Injection de deux seringues.

27 *juin.* Le jeune malade reprend connaissance ; il ouvre la bouche et fait voir sa langue, lorsqu'on l'en prie. Injection de deux seringues. Après la deuxième injection, le thermomètre monte de 2 dixièmes de degré. Le soir, poussée de fièvre plus intense ; le thermomètre monte brusquement à 40°,6.

A partir du 29 *juin,* le mieux s'accentue de jour en jour. Le 3 *juillet* l'enfant demande à manger. La convalescence s'établit franchement. Sort en pleine guérison le 31 *juillet.*

Dans cette observation, la teinture éthérée de musc à la dose de 6 à 12 gouttes ne réussit pas à triompher d'un état de collapsus qui s'est prolongé pendant dix jours, avec une seule rémission passagère. Les injections sous-cutanées d'éther sulfurique agirent immédiatement; au bout de deux jours, l'enfant avait complètement repris connaissance. Comme il était, à ce moment, au milieu du troisième septénaire, la disparition du collapsus ne semble point coïncider avec une période de la maladie. L'examen de la courbe thermométrique (*fig.* 1) démontre, au contraire, que la maladie a régulièrement pris fin au bout de la troisième semaine.

Comme on le voit par cet exemple, — et nous pourrions les multiplier, — les injections sous-cutanées d'éther ne sont pas seulement utiles pour tirer du collapsus des individus épuisés par des pertes sanguines, ou affaiblis par des causes diverses, elles ont une action manifeste sur l'adynamie profonde des maladies miasmatiques. Nous verrons, dans le chapitre suivant, de quelle utilité elles peuvent être pour une maladie miasmatique d'un groupe différent : le choléra.

H. *Influence sur la sécrétion urinaire.*—MM. Waren et Heyfelder auraient constaté, pendant l'éthérisme, une sécrétion plus active des reins.

Ce fait, qui serait très favorable au point de vue du traitement du choléra par les injections sous-cutanées d'éther sulfurique, mérite d'être vérifié. — Les expériences de Mlle Ocounkoff sont en contradiction avec les recherches de MM. Waren et Heyfelder. Nous n'avons, pour notre part, aucune expérience à ce sujet; nous devons nous borner à signaler ces divergences d'opinion.

II. — Du traitement de l'algidité cholérique par les injections sous-cutanées d'éther sulfurique.

Dans l'état actuel de la science, il faut le reconnaître, le spécifique du choléra n'est pas trouvé; on en est réduit, pour le traiter, à la médication symptomatique.

En conséquence, nous devrons rechercher quels sont les symptômes les plus graves de la période algide, et établir ensuite que les injections hypodermiques d'éther sulfurique sont absorbées et propres à les combattre. Nous nous demanderons aussi jusqu'à quel point cette méthode peut être rationnelle, au point de vue de la genèse du choléra.

A. *Etude, au point de vue du pronostic, des principaux symptômes de l'algidité cholérique; action des injections sous-cutanées d'éther contre ces manifestations symptomatiques. a) Troubles circulatoires.*
— Le pouls, dans la période algide, augmente de fréquence, devient petit, filiforme et très dépressible. Souvent, il cesse d'être perceptible à la radiale, puis, il disparait progressivement aux artères humérales, crurales, et finalement aux carotides. Cependant, alors même que la main ne perçoit plus la pulsation artérielle, le tracé sphygmographique représente une ligne droite, où de petits soulèvements indiquent chaque pulsation (Lorain).

« *En général,* dit Laveran (1), *la disparition du pouls est un signe de haute gravité, surtout si elle se prolonge.* » Déjà, Magendie avait constaté chez les cholériques l'adynamie cardiaque et expliqué, en se fondant sur elle, les caractères du pouls. J. Besnier (2) a démontré que, si cette adynamie n'est pas constante, elle peut s'observer néanmoins, dès le début de la période algide, alors même que les symptômes gastro-intestinaux et autres sont encore peu accentués ; il se demande si le poison cholérique agit directement sur le cœur, ou, d'abord, sur les nerfs cardiaques.

Laveran (3) admet l'origine nerveuse de l'adynamie cardiaque. Lorain (4) n'admet point cette adynamie; il pense que, dans le choléra, l'activité musculaire est troublée, pervertie, mais non détruite. La rapidité avec laquelle la circulation peut se rétablir a frappé, et en quelque sorte intrigué l'esprit profondément observateur de notre regretté maitre. Voici en quels termes il s'exprime à ce sujet :

---

(1) *Dict. Encycl.* de Dechambre, p. 812.
(2) *Recherches sur la nosographie et le traitement du choléra.* Thèse de Paris, 1867.
(3) *Loc. cit.,* p. 757.
(4) *Etude de médecine chimique,* p. 132, Paris, 1868.

« Le cœur est frappé, dit-on, d'adynamie; le sang est poisseux et altéré dans sa composition chimique; l'organisme est épuisé de sérum. Voilà ce que l'on suppose exister dans l'état algide ; or, tout à coup, la circulation se rétablit, le sang court dans les vaisseaux, le pouls bondit, la peau est rouge et couverte de sueur..... Par quel mécanisme s'est opéré ce changement radical? Comment ce sang s'est-il refait subitement ? Comment ce sang épuisé a-t-il repris de la force ? On ne le dit pas. »

Nous ne pouvons entrer ici dans cette importante discussion, ni citer d'autres théories, quelque ingénieuses qu'elles soient, comme celle de Marey, par exemple. Nous rappellerons seulement qu'on s'accorde aujourd'hui à dire que les fibres musculaires ne sont pas altérées dans les premières périodes du choléra, et que le fait de la dégénérescence graisseuse du muscle cardiaque, signalé par M. Th. Anger, ne s'est point confirmé.

Dans ces conditions, que l'on admette une perversion fonctionnelle ou une adynamie nerveuse, il faut bien reconnaître qu'un excitant énergique, agissant rapidement sur le cœur par l'intermédiaire du système nerveux, peut anihiler l'action du poison cholérique, rompre brusquement le désarroi de l'organe si bien décrit par Lorain, ou faire cesser l'épuisement nerveux des autres auteurs.

Or, nous avons vu que, précisément, l'éther sulfurique, à dose excito-motrice, était un *stimulant énergique du cœur*, que, par la méthode sous-cutanée, ce médicament agissait avec une rapidité extrême, qu'il ranimait les battements du cœur, affaiblis et irréguliers, qu'il relevait le pouls lorsqu'il était filiforme et imperceptible. Nous avons remarqué qu'Eulenberg, Zuelzer, Verneuil, Ocounkoff, Letulle, etc., tous les auteurs, en un mot, étaient unanimes à affirmer ce fait.

Aussi croyons-nous pouvoir nous résumer de la façon

suivante : *Au point de vue de l'action sur le cœur et la circulation, grâce à son action brusque, rapide, comparable à un coup de fouet, la méthode des injections sous-cutanées d'éther sulfurique peut rendre des services importants dans le traitement de la période algide du choléra et faire cesser des manifestations symptomatiques dont tous les auteurs classiques s'accordent à reconnaître la gravité.*

Température. — Les cas les plus graves sont ceux dans lesquels la température centrale s'abaisse considérablement. Déjà, Littré (2) avait dit : « Tout est froid chez les cholériques, la peau, l'haleine et la sueur qui les baigne. Plus la circulation s'embarrasse, plus le foyer vital, privé de ses éléments, baisse et s'affaiblit ; ses rayons s'étendent de moins en moins dans le corps, et la chaleur semble s'éteindre avec la vie. » L'objectif du traitement du choléra ne doit-il pas être, en conséquence, de régulariser la circulation et de maintenir là chaleur centrale ? Telle est la déduction qui s'impose par la description de Littré.

Briquet et Mignot (3) considèrent l'abaissement de la température comme un signe fâcheux ; ils auraient vu succomber tous les malades chez lesquels la température axillaire s'est abaissée au-dessous de 36°, et, dès lors, ils pensent que l'abaissement de 1° donne au pronostic une gravité particulière. Il y a là, évidemment, une exagération. Elle a déjà été relevée par Lorain, qui a vu un grand nombre de malades guérir, alors même que la température était descendue au-dessous de 36°. Nous produirons plus loin l'observation d'un cholérique, qui prouve aussi que la guérison du choléra est possible, alors même que la température centrale s'est notable-

---

(2) *Traité du choléra oriental.* Paris, 1832. In-8°.
(3) *Traité du choléra-morbus pendant l'épidémie de 1849.* Paris, 1850.

ment abaissée. Mais, il reste incontestable que ces cas présentent une gravité exceptionnelle.

Roger (4) considère l'abaissement de la température comme un fait constant dans le choléra, et, d'après lui, on pourrait, avec le thermomètre seul, reconnaître la gravité du pronostic, l'abaissement étant synonyme de danger.

P. Ladame (5) dit, en propres termes : « Pendant la période algide, la température reste à peu près normale dans l'aisselle (37°); le chiffre de 35°, qui a été observé dans certains cas, est toujours du plus mauvais augure. »

P. Lorain (1) a consacré un remarquable chapitre au pronostic du choléra, tiré de la température. En s'appuyant sur de nombreuses observations dans lesquelles la température a été soigneusement notée à la périphérie et au centre du corps, il est arrivé à formuler les conclusions suivantes : « 1° Lorsque toutes les températures sont élevées au niveau normal ou au-dessus de celui-ci, le pronostic est favorable, et c'est à tort que l'on a pu dire que les malades retombaient d'une réaction franche dans l'algidité. On a été induit en erreur parce qu'on a pris le pouls seul pour indice de la réaction ; 2° *Un abaissement continu et général de la température, alors même qu'il est peu considérable, est un signe très fâcheux* ; 3° L'abaissement rapide des températures périphériques, si considérable qu'il soit, n'est pas d'un pronostic fâcheux, à moins qu'il ne se prolonge. »

---

(4) *Recherches expérimentales sur l'abaissement de la température du corps dans le choléra. In Actes de la Soc. médic. des Hôpitaux.*

(5) *Le thermomètre au lit des malades. — Choléra asiatique* Neuchâtel, 1866.

(1) *Loc. cit.*, p. 107.
(2) *Loc. cit.*, p. 816.

Laveran (2) formule ainsi son opinion : « En général, dans les formes graves, la température baisse simultanément à la périphérie et dans les parties profondes. » Suivant Gripat (3), le pronostic est fatalement grave si, après la période algide, la température rectale présente un affaiblissement progressif et continu. Les conclusions de ce mémoire s'appuient sur 31 observations.

Nous arrêtons ici nos citations, dans la crainte de fatiguer le lecteur ; ne sont-elles pas, du reste, suffisamment démonstratives ?

La gravité de l'abaissement de la température dans le choléra peut donc être considéré comme un fait acquis à la science. Les auteurs anciens l'avaient admis ; les récents progrès de la thermométrie, auxquels Lorain a si puissamment contribué, l'ont précisée et rendue indiscutable. S'il ne faut pas accorder à l'abaissement de la température périphérique l'importance qu'on lui attribuait autrefois, du moins, il est incontestable aujourd'hui que l'abaissement de la température centrale est d'un pronostic fâcheux.

Et, par température centrale, nous entendons la température prise dans le rectum, car l'aisselle ne la représente pas exactement, dans le choléra, du moins (Lorain). Cette température centrale n'est pas aussi basse qu'on le croyait autrefois, lorsqu'on s'en rapportait simplement à l'aisselle ; un abaissement de 1° dans le rectum est généralement considéré comme un symptôme grave.

Or, nous avons démontré — nous l'espérons, du moins,— que les injections sous-cutanées d'éther sulfurique peuvent amener rapidement une élévation de la température centrale ; nous avons remarqué que cette élévation était d'autant plus marquée que la température était plus basse, que l'effet n'était que passager et

____

(3) *Contribution à l'étude de la thermométrie dans le choléra.* **Paris, 1876.**

que, pour maintenir la température élevée, il fallait répéter les injections.

Tels sont précisément les résultats qu'il s'agit d'atteindre dans l'algidité cholérique ; il faut ramener à la
normale la température rectale, abaissée de un degré ou
plus au-dessous de la normale, dans les cas graves ; il
est urgent d'obtenir cette élévation rapidement, car la
marche de la maladie est elle-même rapide ; il est in-
dispensable enfin de pouvoir s'arrêter à temps et de
n'exercer sur la température qu'une action passagère,
car, au moment de la réaction, il faudra, tout à coup,
redouter l'hyperthermie. Au point de vue théorique, les
injections sous-cutanées d'éther remplissent tous ces
desiderata.

Il semblerait, d'après le fait suivant, observé dans
notre service de l'Hôpital de St-Denis, que l'expérience
clinique confirme la théorie.

Observation V. — *Choléra à début foudroyant. Algidité, collapsus. Traitement par les injections sous-cutanées d'éther sulfurique. Guérison.*

H.... Jean Louis, 46 ans, journalier, entre le 16 octobre
1880, à l'hôpital de Saint-Denis, où il occupe le n° 3 de la
salle Saint-Alexandre.

Cet homme a été admis d'urgence, à 6 heures du matin ;
on l'a amené presque mourant sur un brancard. Le premier
jour, nous ne pouvons obtenir de lui aucun renseignement
précis, vu la gravité de son état, mais, le lendemain, il peut
nous répondre et nous donne alors les renseignements suivants : Il n'a jamais eu antérieurement aucune maladie sérieuse. L'avant-veille, c'est-à-dire le 13, il a commencé par
avoir une diarrhée assez forte ; il n'y attacha pas d'importance,
continua à travailler. Ses occupations consistent à tirer
d'une chaudière des os entourés de débris de viande putré-
fiée pour les transporter dans un autre appareil ; il n'avait

jamais été incommodé par ce genre de travail. Le 15, il tra-
vailla jusqu'à minuit ; à ce moment, il eut un vomissement,
tomba comme une masse, et perdit connaissance.

16 *octobre*. A six heures du matin, au moment de son
entrée à l'hôpital, cet homme était, paraît-il, complètement
froid, ne cessait de vomir, au point de remplir de ses déjec-
tions le plancher de la salle pendant qu'on le transportait
du brancard sur son lit. En même temps qu'il vomissait,
il ne retenait pas ses matières ; on n'a pas conservé les
linges imprégnés des garde-robes pour que nous puis-
sions les examiner.

8 *heures*. A la visite, nous trouvons un homme de sta-
ture élevée, étendu dans le décubitus dorsal, amaigri, les
yeux excavés et fixes, la face et le reste du corps cyanosés ;
la langue et la région sublinguale sont froides au toucher ;
les extrémités sont violacées et glacées. Le ventre est rétracté, modérément, il est vrai. Il ne répond pas ou seulement par monosyllabes aux questions qu'on lui adresse et
qu'il semble ne point comprendre. Les battements du cœur
sont très lents, mais faibles et réguliers.

L'adynamie est extrême ; le malade ne réagit pas quand
on le pince ou quand on appuie fortement la main sur son
ventre. En saisissant la peau entre deux doigts, on voit le
pli persister pendant un certain temps. Les vomissements
sont continuels ; des matières fécales liquides baignent le
malade, qui ne se sent pas. Il est difficile de voir si le malade a uriné, à cause de ce véritable bain où il serait impos-
sible de distinguer l'urine du liquide intestinal. Il est im-
possible de compter le pouls, tant il est petit et dépressible.
Par moments, il est même imperceptible. Notre diagnostic
est *choléra*.

Nous faisons examiner le malade par notre collègue et
ami, M. le D^r Le Roy des Barres, qui s'est acquis une com-
pétence toute spéciale en cette matière, en soignant deux
épidémies de choléra à l'île Saint-Denis. Il confirme pleinement notre diagnostic. — Nous prescrivons : Esprit de
Mindererus 10 grammes, frictions stimulantes, boules d'eau
chaude autour des extrémités. La température rectale est à
36°,6.

10 *heures*. Même état ; le malade vomit continuellement ; il vomit la potion à mesure qu'il la prend. Le pouls est imperceptible ; la perte de connaissance complète. La température rectale est à 36°,5. Nous nous décidons alors à recourir aux injections sous-cutanées d'éther sulfurique : 2 seringues entières sont injectées dans la région trochanrienne droite. Telle est la prostration du malade, qu'il ne sent même pas qu'on lui fait une piqûre.

11 *heures*. On injecte 2 seringues remplies d'éther ; *midi* 1/2, 1 seringue ; puis toutes les heures une seringue et, à 5 *heures* 45, on cesse les injections.

A ce moment, nous voyons le malade ; il retient ses matières fécales et a pu être mis sur le bassin. Les selles recueillies dans un bocal sont caractéristiques du choléra : c'est un liquide grisâtre, présentant au fond des matières riziformes blanches. De deux à cinq heures, le malade a eu 7 garde-robes, ressemblant toutes à une décoction de riz.

La peau est chaude, même aux extrémités. Les traits sont moins tirés. Le visage s'est animé ; il présente une légère coloration rosée. La prostration est moindre. H..., commence à répondre nettement aux questions qui lui sont posées. Le pouls, toujours faible et dépressible, est cependant perceptible ; on peut le compter : 84 pulsations à la minute. Les battements du cœur sont moins lourds et toujours réguliers. Les vomissements ont cessé, mais il persiste encore un hoquet fatigant. La soif est vive ; on donne au malade, lait, bouillon et eau-de-seltz.

17 *octobre*. La nuit a été bonne. La soif est moins vive qu'hier, mais le malade a absorbé depuis la veille 4 siphons d'eau-de-seltz, qui n'ont pas été vomis. La face, franchement colorée, a complètement changé d'aspect ; les conjonctives sont fortement congestionnées ; tout le corps, y compris les extrémités, est chaud. La langue est rouge, un peu sèche, fendillée.

Le pouls est normal : 76 pulsations. Ni vomissements, ni garde-robes depuis hier. La vessie est vide ; l'infirmier affirme que le malade a uriné sous lui. Le ventre est moins rétracté. Il n'est pas douloureux à la pression. T. R. 38°,4 matin ; 37°,8 soir.

18 *octobre.* La soif diminue de plus en plus. — Ni selles, ni urines. La vessie, à la percussion, est vide. L'abattement est beaucoup moindre, la connaissance complète, les réponses rapides. T. R. 37°,4 matin ; 37°,8 soir.

19 *octobre.* La nuit a été bonne, le malade a uriné ; garde-robes demi-solides. Langue normale, humide et rouge. Le ventre est rétracté, mais souple à la pression. Le malade demande à manger. Pulsations 52 ; T. R. 37°,4.

20 *octobre.* Le malade entre en convalescence ; il supporte une alimentation légère (potage et un œuf). T. R. 37°,4.

21 *octobre.* Il mange une portion et se lève.

24 *octobre.* Exeat, en bonne voie de guérison.

Sous l'influence des injections sous-cutanées d'éther sulfurique, la température de ce cholérique s'est rapidement élevée. Nous ne saurions admettre que la marche naturelle de la maladie, que la réaction, arrivant à propos, aient produit les remarquables modifications de la température que nous avons enregistrées heure par heure. Nous avons, en effet, tenu le malade en observation pendant deux heures, lui administrant une potion stimulante et le soumettant en même temps à des frictions énergiques.

La potion était vomie à mesure que le malade la prenait ; les frictions n'amenaient même pas cette réaction factice si bien décrite par Lorain.

A peine avons-nous injecté l'éther sulfurique, qu'immédiatement la courbe thermométrique se modifie ; les symptômes graves de collapsus disparaissent et la réaction ne tarde pas à s'établir franchement.

On cesse les injections aussitôt que le thermomètre a atteint 38° et la température ne dépassa pas 39°.

Est-ce à dire que les injections d'éther ne sauraient convenir qu'aux formes hypothermiques du choléra? Nous ne le pensons pas ; nous le croyons utile, au contraire,

pour toutes les formes adynamiques où une action stimulante du système nerveux est nécessaire. Ceci nous
amène à étudier, maintenant, certains symptômes nerveux du choléra et la façon dont ils peuvent être com-
battus.

c) *Système nerveux.* — Les phénomènes de collapsus
avaient déjà frappé les anciens : *Anima deficit*, disait
Celse. Le malade semble en défaillance, remarquait
Arétéc.

Laveran a fort bien dépeint la dépression qui envahit
peu à peu les individus atteints du choléra à forme adynamique : « Dans les formes graves, et surtout dans les
réactions lentes et irrégulières, en même temps que la
chaleur profonde commence à baisser, les malades tom-
bent dans un anéantissement complet, avec torpeur
intellectuelle, apathie absolue ; puis, la faiblesse crois-
sant, ils paraissent dominés par un besoin irrésistible de
sommeil. Rien ne peut les tirer de ce sommeil invin-
cible, ils s'endorment en parlant, n'achèvent pas les
réponses commencées et retombent dans une somnolence qui a pour terme fatal le coma et la mort. »
Et plus loin : « Les accidents encéphaliques revêtent
bien plus fréquemment l'aspect torpide d'une somnolence progressive aboutissant quelquefois à un réveil favorable, mais, le plus souvent, au coma et à l'insensi-
bilité. »

C'est encore contre ces symptômes graves que nous
pouvons réagir à l'aide des injections sous-cutanées
d'éther. Nous avons insisté plus haut sur la stimulation
énergique et quasi-instantanée qu'elles produisent; nous
avons indiqué les résultats heureux obtenus par cette
méthode, dans le traitement des fièvres typhoïdes adynamiques avec coma ou collapsus prolongé.

Il ne nous reste plus qu'à insister sur l'application spéciale des injections d'éther au choléra.

Déjà nous avons vu, dans une précédente observation (Obs. V.), un malade, atteint de choléra, sortir rapidement du collapsus profond dans lequel il était plongé. Chez une femme, atteinte de la même maladie, et que nous avons observée à l'hôpital Cochin, nous avons vu les injections d'éther produire des effets de stimulation encore plus marqués. Nous ne reproduirons ici que quelques points de cette observation, publiée, en 1873, dans le *Progrès médical*.

OBSERVATION VI. — *Choléra chez une femme récemment accouchée. Collapsus profond, adynamie. — Traitement par les injections sous-cutanées d'éther sulfurique. — Guérison.*

B... Louise, primipare, entre, le 12 octobre 1873, à la Maternité de l'Hôpital Cochin, où elle accouche, au bout de 3 h 1/2, d'un enfant à terme, bien constitué, qui s'était présenté en O. I. G. A. Cette femme est maladive ; la grossesse a été pénible. Elle aurait eu, dans son cours, une pleurésie du côté droit. Avant d'entrer à la Maternité, cette malade habitait seule, rue de Suresne, dans un hôtel; elle ne peut nous dire s'il y a eu des cas de choléra dans cette maison ou dans le voisinage. La malade n'avait point de diarrhée lorsqu'elle est entrée à la Maternité.

Elle était rétablie de ses couches et allait quitter l'établissement, lorsqu'elle fut prise subitement de diarrhée séreuse, abondante et de vomissements répétés. Yeux excavés, face et extrémités cyanosées. La langue est froide au toucher. Selles riziformes. Des crampes très douloureuses s'observent, principalement dans les membres inférieurs. Epuisée par les vomissements, la diarrhée et la douleur qui se prolongent pendant deux jours, la malade est plongée dans un état d'adynamie tel que nous la croyons sur le point d'expirer.

Nous prions M. le Dr BUCQUOY. médecin de l'Hôpital Cochin, de bien vouloir, en l'absence de M. Polaillon, chef du service, examiner cette malade. Il diagnostique un cas de choléra, considère la situation de la malade comme fort grave et nous autorise à expérimenter, dans ce cas extrême, les injections sous-cutanées d'éther sulfurique.

Nous injectons successivement deux seringues pleines dans la région de la hanche. La malade ressentit tout d'abord une douleur locale très-vive, comparable à celle du marteau de Mayor ; elle ne tarda pas à sortir du collapsus, et la guérison survint au bout d'un certain temps.

Tel fut le résultat, inespéré, nous pouvons le dire, dans ce cas, le premier où nous eûmes l'idée d'employer les injections sous-cutanées d'éther sulfurique. Cette observation est malheureusement écourtée et plusieurs détails importants nous ont échappé; mais, dès le début, notre attention a été vivement attirée par la stimulation énergique que nous avons produite et par la promptitude de l'absorption.

Voici ce que nous écrivions à ce sujet (1) : « Dans les états adynamiques graves, on injectera, avec une seringue de Pravaz, deux ou trois grammes d'éther sulfurique..... *L'absorption ne tardant pas à se produire, l'adynamie se trouvera combattue,* etc.

Depuis cette époque, les injections sous-cutanées sont devenues un remède, en quelque sorte banal, pour obtenir la stimulation dans tous les états adynamiques graves et nous avons enregistré deux cas de choléra confirmé où elles ont pleinement réussi.

B. *L'éther sulfurique, à dose excito-stimulante, peut-il agir directement sur le poison cholérique ?—* Il nous reste à traiter un dernier point; nous ne l'aborderons qu'avec réserve, car il est entouré d'une grande obscurité. L'éther sulfurique, dans les conditions spéciales où nous l'avons employé, exerce une action excito-

---

(1) *Progrès médical,* 1873, p. 286.

stimulante directement sur le système nerveux ; or, le poison cholérique, d'après les idées les plus généralement admises, agit sous forme d'hyposthénisation sur ce même système. Dès lors, n'est-on pas, en droit de se demander si l'éther sulfurique n'agit pas, — en dehors des indications symptomatiques—, directement sur le poison cholérique.

Nous ne voulons pas nous lancer dans le champ des hypothèses, mais nous ne pouvons nous empêcher d'attirer l'attention sur les faits suivants : Dans le rapport lu en 1865 à l'*Académie de médecine*, Briquet disait : « Le miasme qui produit le choléra est porté dans tous les organes, *principalement sur les centres nerveux où, il produit une véritable hyposthénisation.*

Dix ans plus tard, Laveran (1), après avoir battu en brèche toutes les autres théories du choléra, démontre que celle de Briquet et Mignot est la seule acceptable et s'y rallie dans les termes suivants : « Le poison cholérique est absorbé très probablement par les voies respiratoires ou digestives ; introduit dans l'intestin, il s'y développe par une sorte de fermentation ; il irrite la muqueuse intestinale, d'où, la diarrhée prémonitoire. L'économie peut résister à cette action morbide, éliminer le poison ; alors, l'attaque cholérique ne survient pas. D'autres fois, la dose de poison absorbée a été si forte que l'attaque cholérique commence d'emblée (Choléra foudroyant). Lorsque le poison cholérique a acquis dans l'économie une puissance assez grande, quelquefois d'emblée, comme nous venons de le dire, il porte son action délétère sur le système nerveux cérébro-spinal, et, par son intermédiaire, sur le cœur, les poumons, les intestins. Ces viscères ont, en effet, des connexions très intimes avec les centres nerveux, sans compter le pneu-

---

(1) *Loc. cit.*, p. 859.

mo-gastrique, dont l'excitation peut produire à la fois l'adynamie cardiaque et le spasme des bronches ; on sait aujourd'hui que les nerfs ganglionnaires prennent naissance dans la moelle épinière ; il est donc facile de concevoir qu'un poison agissant sur le système cérébro-spinal puisse déterminer l'hyperémie de la muqueuse intestinale par paralysie des vaso-moteurs. Malheureusement, nous ne savons absolument rien du mode spécial d'action du poison cholérique sur les centres nerveux ; nous en sommes réduits à répéter avec M. Briquet qu'il se caractérise par l'hyposthénisation. »

L'éther sulfurique, venant agir *directement* sur ce même système nerveux, pourrait avoir également une action sur le poison cholérique et en neutraliser les effets. Certainement, nous ne faisons là qu'une pure hypothèse, mais elle semble confirmée non seulement par nos deux observations de choléra relatées plus haut, mais aussi par les résultats obtenus par plusieurs auteurs. En effet, l'éther sulfurique a été largement employé, surtout en France, dans le traitement du choléra, et a donné des succès, bien que, suivant nous, on l'ait souvent mal administré.

Donné à l'intérieur, son absorption est, pour le moins, problématique. De plus, on l'a toujours associé à d'autres substances, telles que l'opium, par exemple, qui ont pu en neutraliser les propriétés excito-stimulantes. Mieux employé, ce médicament a donné des succès. Ainsi, Boutigny (2) a eu recours à une méthode qui rendait l'absorption possible, en empêchant l'éther sulfurique d'être immédiatement vomi. Il se servait de la mixture suivante, conseillée par un praticien de Paris, M. Roux : Ether sulfurique 10 gr. ; souffre lavé 1 gr. ; et administrée à la dose de 25 à 30 gouttes par *verre d'eau*

---

(1) Constant Boutigny. — *Du choléra et de son traitement,* Thèse de Paris, 1872.

de seltz. Il obtint ainsi la guérison dans six cas, dont cinq paraissent de choléra confirmé

Mais, dans les cas d'adynamie profonde, lorsque le malade n'avale, ni n'absorbe, ou bien lorsqu'il vomit sur le champ tout ce qu'il ingère, la méthode de Roux ne peut réussir. Dans ces cas graves, les injections hypodermiques d'éther sulfurique sont nettement indiquées et nous avons vu qu'elles pouvaient réussir.

C. — *Les injections sous-cutanées d'éther sulfurique sont-elles absorbables dans la période algide du choléra ?*— Il nous reste maintenant à prévoir une grave objection : l'absorption de l'éther sulfurique, injecté sous la peau, se fera-t-elle toujours dans le choléra ?

On connaît les expériences de Duchaussoy ; dans sa thèse inaugurale (1), il a essayé de prouver que, pendant la période algide du choléra, les fonctions d'absorption sont plus ou moins complètement abolies et que, par conséquent, toute médication est, par ce fait, inutile dans cette période. Les expériences ont porté sur le sulfate de quinine, l'iodure de potassium, la belladone, la strychnine ; Duchaussoy ne s'est point occupé de l'éther sulfurique, ce qui nous dispenserait déjà, jusqu'à un certain point, de répondre à ses objections relatives à la médication dans la période algide.

Il s'est occupé de l'absorption cutanée, il est vrai, mais sans se mettre dans les conditions des injections hypodermiques. Voici comment il procédait : sur la face dorsale de l'avant-bras gauche, un peu au-dessus du poignet, il pratiquait une incision de 4 centimètres de longueur, pénétrant jusqu'à l'aponévrose anti-brachiale,

---

(1) Duchaussoy.—*De l'absorption des médicaments dans le choléra.*

puis,il plaçait au fond de la plaie 4 centigrammes de sulfate de strychnine et applique par-dessus un morceau de
taffetas. Par cette méthode, les médicaments ne produi-
saient aucune action physiologique, non seulement pendant l'algidité, mais encore pendant la période de
réaction. Duchaussoy concluait de ses expériences, que
« *dans l'algidité, les cholériques ont perdu la faculté
d'absorber les médicaments qu'on leur administre
par le tissu cellulaire sous-cutané.* »

Objectons d'abord à cet expérimentateur que la méthode employée par lui est fort primitive et ne saurait
être comparée à celle de l'injection hypodermique qui
introduit facilement, sans lésion pour ainsi dire, dans
des tissus sains et par conséquent aptes à fonctionner
comme bouches absorbantes, des *solutions médicamen-
teuses* et non des médicaments à l'état solide. L'éther
sulfurique, par son extrême volatilité, peut-être considéré comme le médicament absorbable par excellence.

Chez nos deux cholériques, nous avons eu la preuve,
non seulement que l'absorption avait eu lieu, mais encore qu'elle s'était faite rapidement ; chez la malade de
l'hôpital Cochin, une excitation franche et la disparition
du collapsus ; chez le cholérique de l'hôpital de St-Denis,
l'élévation de la température, manifeste aussitôt après
les premières injections, telles sont les preuves indiscu-
tables de la rapidité de l'absorption. Du reste, Duchaussoy a bien été obligé de reconnaître que, malgré l'algidité, des frictions avec une pommade belladonée pouvaient amener la dilatation de la pupille.

Gubler ayant employé des solutions alcooliques de
quinine en injections sous-cutanées dans le choléra, n'a
obtenu que des résultats négatifs : le dissolvant pénétrait
bien dans le tissu ambiant par diffusion, mais le sel res-
tait sur place à l'état pulvérulent. Ce fait ne prouve rien

contre notre méthode, il démontre simplement qu'il faut employer des corps très diffusibles, et l'éther sulfurique est certes de ce nombre.

Arrivé à la fin de ce travail, il nous faut bien reconnaître que les faits cliniques ne sont pas encore assez nombreux pour affirmer l'importance pratique de la méthode des injections sous-cutanées d'éther sulfurique dans le traitement du choléra. Aussi, nous le répétons, notre prétention est simplement d'avoir posé un premier jalon.

PARIS. — IMP. V. GOUPY ET JOURDAN 71 RUE DE RENNES.

www.ingramcontent.com/pod-product-compliance
Ingram Content Group UK Ltd.
Pitfield, Milton Keynes, MK11 3LW, UK
UKHW021711130726
13696UKWH00004B/1751